Virginie Rampal Rocher

La luxation congénitale de la hanche traitée à l'âge de la marche

Virginie Rampal-Rocher

La luxation congénitale de la hanche traitée à l'âge de la marche

Réduction orthopédique progressive par traction et plâtre (méthode de Petit-Morel)

Presses Académiques Francophones

Mentions légales / Imprint (applicable pour l'Allemagne seulement / only for Germany)
Information bibliographique publiée par la Deutsche Nationalbibliothek: La Deutsche Nationalbibliothek inscrit cette publication à la Deutsche Nationalbibliografie; des données bibliographiques détaillées sont disponibles sur internet à l'adresse http://dnb.d-nb.de.
Toutes marques et noms de produits mentionnés dans ce livre demeurent sous la protection des marques, des marques déposées et des brevets, et sont des marques ou des marques déposées de leurs détenteurs respectifs. L'utilisation des marques, noms de produits, noms communs, noms commerciaux, descriptions de produits, etc, même sans qu'ils soient mentionnés de façon particulière dans ce livre ne signifie en aucune façon que ces noms peuvent être utilisés sans restriction à l'égard de la législation pour la protection des marques et des marques déposées et pourraient donc être utilisés par quiconque.

Photo de la couverture: www.ingimage.com

Editeur: Presses Académiques Francophones est une marque déposée de Südwestdeutscher Verlag für Hochschulschriften GmbH & Co. KG
Heinrich-Böcking-Str. 6-8, 66121 Sarrebruck, Allemagne
Téléphone +49 681 37 20 271-1, Fax +49 681 37 20 271-0
Email: info@presses-academiques.com

Produit en Allemagne:
Schaltungsdienst Lange o.H.G., Berlin
Books on Demand GmbH, Norderstedt
Reha GmbH, Saarbrücken
Amazon Distribution GmbH, Leipzig
ISBN: 978-3-8381-7161-6

Imprint (only for USA, GB)
Bibliographic information published by the Deutsche Nationalbibliothek: The Deutsche Nationalbibliothek lists this publication in the Deutsche Nationalbibliografie; detailed bibliographic data are available in the Internet at http://dnb.d-nb.de.
Any brand names and product names mentioned in this book are subject to trademark, brand or patent protection and are trademarks or registered trademarks of their respective holders. The use of brand names, product names, common names, trade names, product descriptions etc. even without a particular marking in this works is in no way to be construed to mean that such names may be regarded as unrestricted in respect of trademark and brand protection legislation and could thus be used by anyone.

Cover image: www.ingimage.com

Publisher: Presses Académiques Francophones is an imprint of the publishing house Südwestdeutscher Verlag für Hochschulschriften GmbH & Co. KG
Heinrich-Böcking-Str. 6-8, 66121 Saarbrücken, Germany
Phone +49 681 37 20 271-1, Fax +49 681 37 20 271-0
Email: info@presses-academiques.com

Printed in the U.S.A.
Printed in the U.K. by (see last page)
ISBN: 978-3-8381-7161-6

UNIVERSITE PIERRE ET MARIE CURIE

(PARIS 6)

FACULTE DE MEDECINE PIERRE ET MARIE CURIE

ANNEE 2007   N° 2007PA06S007

THESE

DOCTORAT EN MEDECINE

SPECIALITE CHIRURGIE GENERALE

Par

Mlle Virginie RAMPAL

Née le 28 décembre 1978 à Nice

PRESENTEE ET SOUTENUE PUBLIQUEMENT LE 4 Mai 2007

La luxation congénitale de la hanche traitée à l'âge de la marche : résultats de la réduction orthopédique progressive par traction et plâtre (méthode de Petit-Morel)

Président : Monsieur le Professeur Raphaël SERINGE

Directeur : Monsieur le Professeur Philippe WICART

1

Serment

En présence des maîtres de cette École, de mes chers condisciples et devant l'effigie d'Hippocrate, je promets et je jure d'être fidèle aux lois de l'honneur et de la probité dans l'exercice de la Médecine. Je donnerai mes soins gratuits à l'indigent et n'exigerai jamais un salaire au dessus de mon travail. Admis dans l'intérieur des maisons, mes yeux ne verront pas ce qui s'y passe ; ma langue taira les secrets qui me seront confiés, et mon état ne servira pas à corrompre les mœurs ni favoriser le crime. Respectueux envers mes Maîtres, je rendrai à leurs enfants l'instruction que j'ai reçu de leurs pères.

Que les hommes m'accordent leur estime si je suis fidèle à mes promesses ! Que je sois couvert d'opprobre et méprisé de mes confrères si j'y manque.

A Monsieur Le Professeur R. Seringe,

Vous avez su me faire découvrir et aimer l'orthopédie infantile, immense domaine où votre autorité est incontestée.

J'apprécie à sa juste valeur l'honneur que vous me faites en présidant ce jury de thèse.

Merci de la confiance que vous me témoignez en me proposant un clinicat dans votre équipe dont j'apprécie tant la compétence et l'humanité.

A Monsieur Le Professeur P. Wicart,

Au cours de mon internat j'ai pu apprécier vos qualités d'enseignant et de chirurgien.

Je vous suis très reconnaissante de votre disponibilité et du perpétuel enrichissement que m'apporte votre enseignement.

Soyez remercié d'avoir dirigé ce travail et de la confiance que vous me prodiguez sans cesse.

A Monsieur Le Professeur J. Griffet,

Externe à Nice, j'ai pu mesurer vos exceptionnelles qualités d'enseignant.

Vous avez su dans cette ville, où vos qualités de chirurgien et de Chef d'équipe sont reconnues de tous, créer l'orthopédie infantile universitaire et je serai très heureuse et fière de pouvoir rejoindre votre équipe.

A Monsieur le Docteur M. Hamadouche,

Ta rencontre a été très importante dans ma formation d'orthopédiste.

Tu as su me former aux subtilités de cette spécialité et j'ai surtout toujours trouvé auprès de toi conseils, encouragements et amitié.

Merci profondément pour tout ce que tu m'as apporté.

A Monsieur le Docteur P. Mary,

Tu m'as permis de me conforter dans le choix de ma spécialité à un moment crucial de ma formation.

Trouve ici tous mes remerciements pour ton exemple et ton enseignement, tant théorique que pratique.

A mes Maîtres dans les hôpitaux de Paris

Monsieur le Docteur Houdart

Monsieur le Professeur Manach

Monsieur le Professeur Sedel

Monsieur le Professeur Augereau

Monsieur le Professeur Courpied

Monsieur le Professeur Saillant

Monsieur le Professeur Damsin

Dont j'ai eu l'honneur d'être l'Interne

A mes Maîtres dans les hôpitaux de Nice

Monsieur le Professeur P. Boileau,

Votre rencontre au cours de mon externat m'a donné la vocation de l'orthopédie, discipline que vous avez su porter à un rare niveau d'excellence.

Merci pour l'enseignement que vous m'avez prodigué pendant un semestre.

Vous resterez toujours un exemple pour moi.

Monsieur le Doyen D. Benchimol,

Mon retour à Nice est une perspective enthousiasmante compte tenu des objectifs d'excellence que vous avez pour la faculté de médecine de Nice.

Merci de vos conseils et de votre amicale sollicitude.

A mes collègues des Hôpitaux de Paris,

Cécile, Kariman, Anthony, Christophe, Dorick, François, les deux Fred, Georges, Guillaume, Mathias, Mathieu, Marc, Nicolas, Raphaël, Sébastien, Sebastian, Vincent, Xavier, et tout ceux que j'ai côtoyés au cours de mes semestres d'interne…

A mes amis Niçois,

Cécile, Virginie et Nicolas, Valentine et Olivier, Cédric, Delou, Laurent, Matthias, Mathieu, Stéphane, Victor, et tous les autres…

A mes parents,

A ma sœur Emmanuelle,

A mes grands-parents

Merci de votre amour, de votre soutien et de vos conseils…même si je ne les ai pas toujours suivis !

PLAN

INTRODUCTION...15

MATERIEL ET METHODE...19

A- Matériel 20

B- Méthode 20

    1) Traitement 20

    2) Evaluation des résultats 22

RESULTATS 23

A- Complications 24

B- Architecture de la hanche 25

    1) Influence de l'age 26

    2) Influence du sexe 26

    3) Influence de la hauteur de la luxation 27

C- Ostéotomie pelvienne 27

D- Ostéotomie fémorale 28

E- Ténotomie des adducteurs 28

DISCUSSION 29

A-Méthode 30

    1)Traction et plâtre 30

    2)Ostéotomie pelvienne 32

B-Résultats 33

    1)Comparaison des résultats 33

a) Score de Severin
b) Récidive
c) Ostéochondrite post réductionnelle

    2)Facteurs pronostiques 38

    3)Coût du traitement 38

CONCLUSION..40

ANNEXES 42

    Tableaux 43

Tableau1 : Classification de Severin 43
Tableau 2 : Classification de Kalamchi et MacEwen 44
Tableau 3 : Classification de Bucholz et Ogden 45
Tableau 4 : Résultats en fonction de Severin 46
Tableau 5 : Résultats en fonction de l'âge 47
Tableau 6 : Revue de littérature 48

    Figures 49

Figure 1 : Echec de réduction fermée 49
Figure 2 : Excellent résultat à 30 ans 50
Figure 3 : Hanche Severin IV au recul final 52

BIBLIOGRAPHIE 53

INTRODUCTION

Grâce aux programmes de dépistage néonatal, la luxation congénitale de hanche idiopathique (LCH) est habituellement diagnostiquée et traitée précocement dans la plupart des pays développés.

Cependant, quelques cas de LCH ne sont encore pris en charge qu'après l'âge d'acquisition de la marche. Yngve *et al.*[1] ont montré une incidence de 0,02% de cas diagnostiqués tardivement parmi tous les enfants examinés à la naissance. Si la réduction chirurgicale d'emblée est communément conseillée pour les enfants de plus de 5 ans[2], les options de traitement sont plus controversées en ce qui concerne les enfants entre 1 et 5 ans, allant du traitement orthopédique (réduction fermée) au traitement chirurgical.

Durant les trente dernières années, les différentes techniques de réduction fermée des ces LCH ont évolué. La méthode initiale, développée par Somerville et Scott[3], combinait une période de traction première, pour préparer les vaisseaux, les nerfs et les parties molles entourant la hanche, à une arthrographie visant à montrer la bonne réduction de la hanche. Si la hanche n'était pas réduite de façon satisfaisante, une réduction chirurgicale avec résection du limbus et une ostéotomie fémorale de dérotation était alors réalisée. Dans les cas où la réduction était complète, une ostéotomie fémorale de dérotation isolée était considérée comme suffisante, associée bien sûr au maintien de la réduction par un plâtre.

Au début des années 1950, Petit *et al.*[4] se firent également promoteurs d'une technique utilisant une traction préliminaire. Ils la faisaient suivre d'une réduction « fermée » extemporanée sous anesthésie générale après avoir testé la stabilité de la hanche. Une ostéotomie fémorale de dérotation était réalisée de façon systématique. Le plâtre pelvipédieux était mis en place en position de stabilité optimale, ou position de réduction (méthode de Somerville Petit). Pour ces auteurs, la réduction chirurgicale n'était pas indispensable.

Rengeval et al.[5] rapportèrent les résultats de 60 hanches traitées dans les années 1960 par cette technique de Somerville et Petit (traction suivie de la réduction fermé ou chirurgicale en fonction des données arthrographiques, et ostéotomie fémorale). Les résultats n'en n'étant pas satisfaisants (taux élevés de dysplasie acétabulaire), ils abandonnèrent l'ostéotomie fémorale systématique en faveur d'une ostéotomie pelvienne[6] visant à aider au remodelage acétabulaire.

La technique de Somerville et Petit fut modifiée dans les années 1970 par Morel et al.[7] , aboutissant à la technique de Petit-Morel. Celle-ci préconise une traction en extension puis en abduction et rotation interne afin d'obtenir la présentation de la tête fémorale en face de l'acétabulum de la manière la plus progressive et atraumatique possible. Ensuite, la hanche est immobilisée dans un plâtre pelvipedieux réalisé sans anesthésie sur le cadre de traction, et dans la position obtenue en fin de période de présentation.Ceci a pour but d'améliorer la pénétration de la tête fémorale dans l'acétabulum afin d'obtenir la stabilité de cette hanche, comme décrit par Severin[7, 8]. Cette technique de Petit et Morel a été utilisée dans le service d'orthopédie infantile de l'hôpital Saint-Vincentde-Paul depuis 1970, avec pour seule différence la réalisation du plâtre pelvipedieux sous anesthésie générale.

Le but de cette étude est donc d'analyser les résultats de la technique de Petit et Morel dans le traitement de la luxation congénitale de hanche traitée chez des enfants dont l'âge est compris entre 1 et 5 ans.

MATERIEL ET METHODE

A- Matériel

Il s'agit d'une série continue de patients pris en charge dans notre centre entre 1975 et 2000 (suivi minimum de 5 ans). Les critères d'inclusion étaient les suivants : enfants âgés de 1 à 5 ans au moment de la prise en charge, tous traités pour luxation congénitale idiopathique suivant la méthode de Petit et Morel. Etaient exclus les patients avec une maladie neuromusculaire ou ayant eu un traitement préalable. Au total 80 enfants répondaient aux critères d'inclusion. Cependant, vingt d'entre eux (25%), surtout des étrangers, ont été perdus de vue précocement et par conséquent exclus à cause d'un recul insuffisant.

La série regroupe donc 72 hanches chez 60 patients (55 filles, 5 garçons). L'âge moyen au début du traitement était 1,9 an (1 à 4,9). Douze patients avaient une luxation de hanche bilatérale (16%). Quatorze (26 hanches, 36%) étaient nés à l'étranger. La hauteur de la luxation initiale était cotée selon la classification décrite par Gibson et Benson[9]. Dans 30 cas, elle était considérée comme haute (42%), dans 39 (54%) intermédiaire, et dans 3 cas (4%) basse ou subluxée.

B- Méthode

1) Traitement

La première étape du traitement est d'obtenir la présentation de la tête fémorale en face de l'acétabulum. Le traitement concernant des enfants ayant déjà acquis la marche, le tendon de l'iliopsoas de ces enfants a déjà été étiré par la station verticale et la déambulation. La traction horizontale est alors préférée à la traction verticale ou au zénith.Une traction collée bilatérale est appliquée, hanche en extension, jusqu'à ce que la tête fémorale soit en face du paléo-cotyle. La traction débute à 10% du poids du corps et est progressivement augmentée en fonction du poids de l'enfant, jusqu'à la moitié du poids du corps sur chaque membre, pour que la tête fémorale soit en place en face de l'acétabulum (traction moyenne à 30% du poids du corps). La position du fémur est contrôlée par des radiographies hebdomadaires. Quand les radiographies montrent que le noyau d'ossification de la tête fémorale est descendu à la hauteur de la ligne de Hilgenreiner, la hanche est alors progressivement mise en abduction (30 à 50°), associée à une rotation interne équivalente à l'angle d'antéversion fémoral, afin de rendre la métaphyse fémorale proximale horizontale, et que la tête fémorale soit à la hauteur du cartilage triradié. La traction est alors diminuée progressivement pour aider à la présentation de la tête en face de l'acétabulum.

La seconde étape consiste en la stabilisation de la tête afin de permettre son entrée dans l'acétabulum et la réduction spontanée définitive.Un plâtre pelvipédieux est réalisé sous anesthésie générale et dans la position de réduction obtenue à la fin de la traction (flexion de hanche 20°, abduction 45°, et légère rotation interne). Deux plâtres, pour une durée de 3 mois chacun, sont réalisés.

La troisième étape est le traitement de la dysplasie acétabulaire résiduelle, à l'aide d'une ostéotomie fémorale[5] au début de notre expérience, et d'une ostéotomie pelvienne[6] plus récemment. L'ostéotomie fémorale « de routine » a été abandonnée en 1979 dans cette indication. Il faut noter que les 14 enfants étrangers (36% des hanches) pour qui le suivi régulier paraissait difficile ont tous eu une ostéotomie acétabulaire avant de repartir dans leur pays.

2) Evaluation des résultats

Les radiographies (bassin de face) au dernier recul ont été revues par un observateur indépendant et classées selon la classification de Severin[10] (tableau 1) après analyse d'une radiographie de face du bassin. Les anomalies de croissance du noyau d'ossification, conséquence d'une nécrose avasculaire, étaient notées selon Kalamchi et MacEwen[11] (tableau 2) ainsi que Bucholz et Ogden[12] (tableau 3). L'influence de l'âge (plus ou moins de 3 ans) et de la hauteur de la luxation sur le résultat final ont été étudiées par un test non-paramétrique (test de Fischer). Un $p < 0,05$ était considéré comme significatif.

RESULTATS

Le recul moyen était de 11,8 ans (5 à 30 ans) et l'âge moyen au recul final était de 13,8 ans (6 à 32)

La durée de la période de traction s'étendait de 3 à 10 semaines (moyenne 5,2 semaines). Les durées de traction les plus longues (6 à 10 semaines) concernent des patients traités avant 1980. Après 1980, nous avons essayé de réduire cette période de traction. La durée la plus courte (3 semaines) était observée pour les enfants les plus jeunes, entre 12 et 18 mois, qui ont tous été traités après 1980. La durée d'immobilisation plâtrée était de 12 à 30 semaines (moyenne 21 semaines)

A- Complications

La complication principale était un échec de réduction orthopédique qui est survenu dans 2 cas (2,8%). Malgré une présentation satisfaisante à la fin de la période de traction et dans le plâtre, pour ces deux enfants la tête du fémur n'a jamais correctement pénétré l'acétabulum. Dans ces deux cas, la réduction chirurgicale a montré des obstacles intra articulaires (limbus inversé et plicature du bourrelet inférieur sur le tendon du psoas) rendant impossible la réduction fermée. Pour le premier de ces deux patients, la réduction chirurgicale survint immédiatement après l'ablation du plâtre pelvipédieux. Pour le second, une radiographie de contrôle réalisée 18 mois après l'ostéotomie pelvienne montrait une hanche reluxée. Ce patient eut alors une réduction ouverte associée à une capsulorraphie, ainsi qu'une seconde ostéotomie pelvienne et une ostéotomie fémorale. En fait, en examinant attentivement les radiographies, on s'aperçoit que la hanche n'avait jamais été correctement réduite et qu'elle était subluxée dans le plâtre. Au dernier recul, le résultat radiologique de ces deux patients est bon (Severin I pour le premier et II pour l'autre).

L'unique cas d'ostéochondrite de notre étude (1,38%) concerne la seconde de ces deux hanches ayant eu un échec de réduction fermée (Figure 1). Les signes de nécrose étaient présents dès l'ablation du plâtre, avant la réduction chirurgicale. Il s'agissait de modifications du noyau d'ossification de la tête fémorale causant une coxa magna modérée. Au dernier recul, cette hanche, classée Severin II, est classée I pour Kalamchi et MacEwen[11] et Bucholz et Ogden[12]

Deux complications mineures sont à noter: une infection de surface sur les broches de maintien de l'ostéotomie (2 cas) et une fracture du tibia survenant à l'ablation du plâtre et à la reprise de l'appui. Cette fracture a été traitée par simple décharge.

Dans notre série, aucune complication cutanée liée à la traction ou au plâtre n'était à déplorer.

B- Architecture de la hanche

Le tableau 4 résume les résultats au dernier recul de l'évaluation radiologique selon la classification de Severin[3]. Parmi les 72 hanches, 69 (95,8%) étaient

25

considérées normales (Severin I) ou modérément déformées (Severin II) (Figure 2) ; aucune n'était Severin V ou VI.

1) influence de l'âge

L'âge semble être un facteur pronostique statistiquement significatif en ce qui concerne le résultat radiologique au dernier recul (p<0,03). En effet, si l'on considère les 64 hanches des enfants traités entre l'âge de 1 an et celui de 3 ans,les résultats sont meilleurs que pour le reste de la série: 62 hanches (96,9%) classées Severin I, et une (1,5%) Severin II. Au total donc, 98,5% des hanches sont normales ou modérément déformées chez les enfants traités avant 3 ans. La dernière (1,5%) est cotée Severin IV à cause d'une subluxation récidivante progressive, avec une rupture de la ligne de Shenton , et un angle de couverture externe diminué (<15°) (Figure 3).

Pour ce qui est des enfants traités entre 3 et 5 ans (8 hanches) les résultats ne sont pas aussi bons que pour les plus jeunes : seulement 25% des hanches sont Severin I, 50% Severin II (soient donc 75% de bon résultats), et 25% Severin III ou IV (p<0,03)   (tableau 5)

2) influence du sexe

Les hanches des cinq garçons (sept hanches) sont classées Severin II au dernier recul. Parmi les filles, 95,5% des hanches (62 hanches) sont Severin I ou II, une (1,5%) est Severin III et 2 (3%) Severin IV.Le sexe n'apparaît pas comme un facteur pronostique significatif dans cette série.

3) influence de la hauteur de la luxation

Si l'on considère les hanches classées selon Gibson et Benson comme luxation haute (30) à la radiographie initiale, 29 (97%) sont cotées Severin I ou II au dernier recul, et une seule Severin III.Parmi les luxations initialement intermédiaires (39 hanches), 95% (37 hanches) sont normales ou modérément déformées et 2 (5%) sont Severin IV. Enfin, pour les hanches subluxées (3 hanches), toutes sont Severin I au dernier recul. Au total,la hauteur de la luxation n'est pas un critère pronostique significatif.

C- Ostéotomie pelvienne

Après ablation du plâtre, pour soixante cinq hanches (90,2%) une dysplasie résiduelle persistait, avec pour certaines une tendance à la subluxation.

Pour ces hanches nous avons réalisé une ostéotomie du bassin. Soixante deux (96,9%) ont eu une ostéotomie de Salter, et 2 hanches (3,1%) traitées plus récemment une ostéotomie de Dega.

Une des hanches, quatre ans après une ostéotomie de Salter avait toujours une dysplasie résiduelle et a bénéficié d'une ostéotomie de Chiari pour la traiter. Au dernier recul, cette hanche était classée Severin II.

Si l'on considère les sept hanches n'ayant pas eu d'ostéotomie pelvienne, six sur sept sont classées Severin I ou II, la dernière est Severin IV.

Pour ces sept hanches, il s'agit toujours d'enfants jeunes, avec une maladie diagnostiquée juste après l'âge de un an.l'âge moyen de ces enfants au moment du traitement est alors de 1,27 an (1 à 1,72) ce qui est plus jeune que l'age moyen de la population de la série (1,9 ans)

(p<0,05)

D- Ostéotomie fémorale

Une antéversion excessive a indiqué la réalisation d'une ostéotomie fémorale pour neuf hanches (12,5%). Dans six cas il s'agissait d'une ostéotomie de dérotation isolée et dans trois d'une ostéotomie de dérotation et de varisation. Six de ces neuf hanches étaient Severin I au recul final, les trois autres Severin II.

E- Ténotomie des adducteurs

Un enfant a eu une ténotomie des adducteurs à l'âge de 4,1 ans. Il avait une nette raideur en abduction, et une insuffisance de présentation de la métaphyse fémorale proximale. Au dernier recul, cette hanche était classée Severin II.

DISCUSSION

Il existe toujours des cas de diagnostic tardif de luxation congénitale de hanche, en dépit des programmes de dépistage néonatal. Dès lors, de nombreux auteurs se sont penchés sur le mode de traitement le plus approprié pour ces enfants. Quelques articles[5, 13-20] rapportent les résultats du traitement orthopédique de ces hanches diagnostiquées et traitées après l'âge de 1 an, la plupart concerne néanmoins le traitement chirurgical[3, 6, 9, 15, 20-26].(tableau 6) Il n'existe pas de consensus pour la prise en charge de ces luxations congénitales prises en charge entre 1 et 5 ans.

A- Méthode

1) traction et plâtre

La méthode de Petit et Morel qui résulte donc de l'évolution dans les quarante dernières années de différentes techniques de réduction fermée n'a jamais été analysée précisément, en terme de technique et de résultats.

La principale caractéristique de cette méthode est l'absence de manœuvre de réduction extemporanée.La « présentation » de la tête fémorale en face de l'acétabulum est obtenue grâce à la traction progressive. La stabilisation par le plâtre pelvipédieux permet à la tête fémorale de « pénétrer » progressivement dans le cotyle[7]. A l'opposé de cette technique, certains auteurs réalisent une réduction extemporanée de la hanche sans[13, 14] ou avec[5] traction préliminaire. La traction dans ces cas là a seulement pour but d'assouplir les tissus mous entourant la hanche afin de diminuer le risque d'ostéochondrite post-réductionnelle. Dans ces séries de réduction « extemporanée », les résultats sont très différents de ceux obtenus avec notre technique, comme nous le verrons ci-après.

En théorie, l'arthrographie permet de faire la distinction entre les hanches réductibles de manière orthopédique et celles qui vont nécessiter un traitement chirurgical[3]. L'image obtenue après la période de réduction fermée par traction montre des tissus d'interposition qui empêchent la tête fémorale d'entrer complètement dans le cotyle avec l'aspect d'un isthme étroit « en tête d'épingle » donnant une impression d'irréductibilité. Cependant, après quelques semaines de stabilisation en position de présentation, cette interposition disparaît. Dans les cas ou la tête fémorale, malgré une période adaptée de présentation dans le plâtre, ne pénètre toujours pas dans le cotyle, l'arthrographie est alors utilisée par certains pour poser l'indication de réduction chirurgicale. Cependant pour nous, le seul vrai critère pour poser l'indication de la réduction chirurgicale d'une hanche est l'absence de pénétration de la tête fémorale après une traction et une immobilisation plâtrée bien conduites. Nous pensons que le bénéfice de ce geste invasif qu'est l'arthrographie n'est pas suffisant pour être justifié en pratique courante.

Après la période de traction, les amplitudes articulaires étaient toujours suffisantes pour ne pas réaliser de ténotomie des adducteurs, comme préconisé par Schoenecker[18] et Zionts[16].

2) Ostéotomie pelvienne

Avant 1979[4] dans notre service, une ostéotomie fémorale de varisation et dérotation était réalisée systématiquement. Elle avait pour but d'aider à la correction de la dysplasie acétabulaire. Les résultats de cette intervention sur le remodelage du cotyle n'ayant pas été probants[5, 9, 13, 14, 17], nous l'avons remplacé par une ostéotomie acétabulaire. Pour certains, les luxations congénitales de hanche traitées après l'âge de 18 mois, doivent toujours avoir une ostéotomie pelvienne à un moment du traitement que celui-ci soit orthopédique[27] ou chirurgical[6, 9, 28]. Pour eux, à cet âge, l'acétabulum a perdu toute capacité de remodelage, et ne pourra plus s'adapter à la tête fémorale. L'ostéotomie pelvienne réalisée dans 88,9% des cas de notre série fait partie intégrante de la technique de Petit-Morel. A l'opposé, Cherney et Westin[29] ont montré qu'à cet âge là, le remodelage du cotyle est toujours actif, avec un développement tout à fait satisfaisant sans chirurgie. En ce qui concerne les enfants dont la hanche est réduite avant 3 ans, le remodelage se fait dans la première année après la réduction, pour ceux traités entre 3 et 5 ans, l'adaptation du cotyle survient plus lentement, entre la deuxième et la quatrième année après la réduction.

Au début de notre expérience, cette chirurgie était réalisée systématiquement entre les deux périodes de 3 mois nécessaires pour stabiliser la hanche (durée du plâtre). Nous ne recommandons plus cette attitude car l'ostéotomie survient alors à une période où la peau est fragile (entre deux plâtres) et où l'ostéoporose de décharge est fréquente. En outre, cela ne laisse aucune chance au cotyle de se remodeler après réduction de la luxation. Depuis 1980, l'ostéotomie pelvienne n'est réalisée que si le cotyle ne montre aucun signe d'adaptation dans les six mois suivant la réduction, ou si une tendance à la subluxation est notée.

L'ostéotomie de Salter réoriente de façon efficace le cotyle[6, 30], mais ne modifie pas la forme de celui-ci. L'ostéotomie selon Dega semble alors être plus adaptée en réorientant et remodelant le cotyle[31], comme cela a été réalisé pour les deux derniers patients de la série.

B- Résultats

1) Comparaison des résultats

a) Score de Severin

Les articles rapportant des résultats du traitement orthopédique de ces luxations de hanche font part de 53[14] à 74[13]% d'excellents et bons résultats après réduction extemporanée sans traction préliminaire, et de 36[20] à 82[16]% avec traction première. Les mauvais résultats rapportés par certains auteurs[5, 14, 17, 20] peuvent être expliqués par la fréquence de dysplasie acétabulaire séquellaire, les hanches étant cotées avant la réalisation d'une ostéotomie pelvienne. Au vu de ces résultats, il apparaît donc que la traction préliminaire améliore la congruence articulaire en cas de réduction orthopédique. Les résultats rapportés par les promoteurs de la méthode de Morel[7] ou de Petit-Morel sont les meilleurs parmi toutes les techniques de réduction fermée avec respectivement 85,4 et 95,8% d'excellents et bons résultats, ce qui est parmi les meilleurs résultats de réduction orthopédique dans la littérature. La réduction progressive semble donc être la meilleure méthode de réduction orthopédique.

Les résultats du traitement chirurgical sont très disparates, allant de 21 à 100% de bons résultats. Les meilleurs résultats[6, 21, 26] (93,6 à 100%), proches du taux de notre série, sont obtenus après une réduction chirurgicale associée à ostéotomie pelvienne et une ostéotomie fémorale d'accourcissement. Si l'on prend comme unique critère le score de Severin, aucune des deux méthodes ne parait vraiment meilleure en terme de résultats. Cependant, le score de Severin est optimiste et dans le grade I de cette classification sont inclues des hanches ayant des défauts, qui paraissent plus fréquents dans les séries de réduction chirurgicale que dans celles de réduction fermée progressive. De plus, certains auteurs[21] ont tendance à surestimer leurs résultats en cotant Severin I ou II des hanches avec des anomalies pouvant les faire classer plutôt en II ou III. De plus, il faut noter que la classification de Severin utilisée dans l'évaluation de la luxation congénitale de hanche depuis plus de 50 ans est probablement trop optimiste, et qu'une révision de celle-ci pourrait être utile[32]. En effet, certaines hanches sont difficiles à classer si l'on s'attache précisément à ces critères, par exemple une hanche dont l'angle de couverture externe serait compris entre 20 et 25° devrait probablement être considérée comme dysplasique, ce qui la classerait dans les mauvais résultats et expliquerait alors mieux son évolution arthrosique.

b) Récidives

Un autre point important à analyser est le taux de récidive de la luxation, ou de subluxation. Après réduction fermée, une reluxation nécessitant un geste chirurgical est survenu dans 2,8% des cas dans notre série, et dans 9,7% des cas pour Morel[7]. Cette complication est plus fréquente après réduction extemporanée, allant de 5,9 à 25%[16, 18, 19, 26]. Par conséquent, la réduction progressive garantit une réduction plus durable. Il faut noter qu'après réduction chirurgicale première, il existe également des cas de reluxation, dans des taux allant jusqu'à 5,6%[6, 20-24, 26]. Il semble donc que les résultats des deux techniques sont quasi similaires concernant les reluxations. Notons néanmoins que la reprise chirurgicale après échec d'une première réduction « ouverte » est difficile, et aboutit souvent à un résultat médiocre. C'est ainsi que Kershaw *et al.*[33] ainsi que Salter et Dubos[6] rapportent plus de 50% d'ostéochondrite et plus de 33% de hanches Severin III ou plus après réduction chirurgicale itérative.

Enfin, Angliss *et al.*[20] font part d'une détérioration des résultats sur le long terme, ce que ne laissent pas penser des séries au recul plus court. Il existe une détérioration progressive des résultats fonctionnels et radiographiques au long terme, selon lui plus évident après traitement chirurgical que traitement orthopédique. Le taux de dégénérescence arthrosique est de 25% après réduction « fermée » et de 49% après réduction « ouverte » dans sa série. Ceci est probablement lié à la technique chirurgicale utilisée, comme l'excision du limbus, qui était préconisée il y a quelques années mais qui maintenant n'est plus recommandée car étant hautement arthrogène.

Il faut noter également que les imprécisions de la classification de Severin peuvent expliquer que des hanches ayant un bon résultat (Severin I ou II) puissent être le siège d'une dégénérescence arthrosique précoce.

Dans de nombreuses séries de réduction « fermées »[14, 17], les ostéochondrites surviennent après réduction chirurgicale pour reluxation.

c) Ostéochondrite post-réductionnelle

L'ostéochondrite post-réductionnelle est une complication grave du traitement de la luxation congénitale de hanche, et péjore le résultat final du traitement.

Les taux les plus bas (inférieur à 2%) d'ostéochondrite sont rapportés après réduction fermée progressive comme pour Morel[7] ou dans notre série. Ceci peut être expliqué par la présentation progressive suivie par une pénétration spontanée, sans aucune manœuvre de réduction. Après réduction extemporanée suivant une traction préliminaire[5, 16, 18], ces taux sont de 3,8 à 5,8%. La traction verticale appliquée par Daoud[19] explique la fréquence de 10% d'ostéochondrite dans sa série. Dans les séries de Angliss[20] et al. et celle de Malwitz et Weinstein[17], les taux d'ostéochondrite sont très élevés, mais ces auteurs tiennent compte de toutes les modifications épiphysaires, même les plus modérées. A l'inverse, la fréquence des ostéochondrites post-réductionnelles est souvent sous estimée. Dans la plupart des séries, ces modifications mineures, dont la fréquence va de 33 à 82% des hanches[5, 16, 21, 23], ne sont pas prises en compte. Il a pourtant été démontré par Angliss[20] que ces déformations ne sont pas insignifiantes, avec un haut potentiel de dégénérescence arthrosique.

Les plus hauts taux d'ostéochondrite[13, 14], jusqu'à 12,8%, sont rapportés après réduction extemporanée sans traction préliminaire. De plus, dans les séries de réduction orthopédique, les cas d'ostéochondrites concernent souvent les hanches pour lesquelles la réduction orthopédique n'a pas été satisfaisante, et qui ont nécessité un geste de réduction chirurgicale[16,19].

Concernant la réduction chirurgicale, les taux d'ostéochondrite sont le plus souvent supérieurs à 5%, au moins 3 fois le taux de notre série, démontrant l'agression vasculaire induite par ce mode de traitement[6, 9, 15, 20, 23-26]. Deux cas particuliers sont à noter : celui de Berkeley[21] et de Galpin[22] qui font part d'un taux plus bas (inférieur à 5%) probablement dû à l'ostéotomie fémorale d'accourcissement réalisée systématiquement dans leur séries, et celui de Morcuende[24], qui rapporte plus de 51% d'ostéochondrite, certainement à cause de la voie d'abord antéromédiale utilisée dans sa série.

Finalement, la réduction chirurgicale se complique souvent de raideur, et implique la même immobilisation en décubitus que le traitement orthopédique, avec des taux tout aussi importants de fracture par ostéoporose de décharge[6].

Il semble donc que la réduction « fermée » progressive selon les techniques de Morel et de Petit-Morel soit le traitement de choix pour réduire la fréquence de l'ostéochondrite post-réductionnelle, tout en donnant d'excellents résultats morphologiques et en préservant une articulation coxo-fémorale vierge de toute chirurgie.

2) Facteurs pronostiques

L'âge au moment de la prise en charge semble être un facteur pronostique important.Les taux d'excellents et bons résultats diminuent significativement après l'âge de 3 ans (Tableau 5), atteignant 98,4% entre 1 et 3 ans et seulement 75% entre 3 et 5 ans. Morel[7] a confirmé cette influence en prenant comme limite 4 ans : il retrouve plus de 85% d'excellents et bons résultats avant cet âge, et autour de 58% après.

Cependant, dans une série concernant 93 hanches réduites chirurgicalement, rapportée par Morcuende et al.[24], l'âge n'est pas un facteur pronostique en ce qui concerne le score de Severin au dernier recul.

En ce qui concerne l'incidence de l'ostéochondrite post-réductionnelle, l'âge ne nous a par contre pas paru être un facteur pronostique.

3) Coût du traitement

Pour finir, il est important de noter le coût de ces différents traitements. Les dépenses directes sont élevées avec le traitement orthopédique. La durée de traction, qui doit être faite dans un service de Chirurgie Orthopédique est de 3 à 4 semaines. Si on y ajoute les 2 ou 3 jours nécessaires à la surveillance du changement de plâtre et la durée d'hospitalisation après l'ostéotomie pelvienne, on arrive à un total proche de 35000 Euros. Il faut ajouter à ceci les coûts indirects, représentés essentiellement par l'adaptation de l'activité professionnelle d'un des parents au moins.

A l'opposé, la durée de séjour à l'hôpital dans les cas de traitement chirurgical d'emblée est de seulement 1 semaine, soit 8000 Euros. La durée du plâtre est également plus courte (6 semaines). Le coût à la fois pour la famille et la société est alors moindre.

Cependant, les meilleurs résultats obtenus avec la méthode de Petit-Morel aboutissent à une réduction beaucoup plus anatomique de la hanche et par conséquent à un plus faible taux de dégénérescence arthrosique précoce rendant nécessaires des interventions chirurgicales ultérieures.

CONCLUSION

La luxation congénitale de hanche diagnostiquée après l'âge de la marche est donc toujours une pathologie fréquente. Les modalités thérapeutiques pour ces enfants sont controversées et multiples. Selon notre expérience, le traitement par traction progressive visant à la réduction de la tête fémorale selon la méthode de Morel ou Petit-Morel semble être le traitement de choix pour ces hanches, entrainant peu de complications avec un résultat tant morphologique que fonctionnel le plus souvent excellent. Avant 18 mois, il ne semble pas exister de vraie indication à une ostéotomie pelvienne de type acétabuloplastie, la hanche ayant un potentiel de remodelage remarquable. Au delà, l'ostéotomie du bassin est utile dans les cas ou la hanche ne montre pas de signe de remodelage. Enfin, une notion importante à estimer est celle du coût du traitement. Même s'il parait, en terme de coûts directs, plus élevé pour les traitements orthopédiques, ne doit pas faire oublier le coût d'une dégénérescence arthrosique précoce, plus fréquente en cas de traitement chirurgical.

ANNEXES

Tableau 1 : Classification de Severin : évaluation radiologique des résultats

Stade I	Hanche normale.Adultes:angle de Wiberg 25°, enfants de 6 à 14 ans: Wiberg supérieur à 15°
Stade II	Déformation modérée de la tête et du col fémoral,la hanche est bien centrée; l'angle de Wiberg est identique au stade I
Stade III	Dysplasie sans subluxation. Angle CE inférieur à 20° chez l'adulte et à 15° chez l'enfant
Stade IV	Subluxation de la tête fémorale
Stade V	La tête fémorale s'articule avec un néo-acétabulum au dessus du paléo-cotyle
Stade VI	Reluxation

Angle CE: angle de Wiberg

Tableau 2 : Classification de Kalamchi et MacEwen : nécrose avasculaire

Groupe I	Modification du noyau d'ossification de la tête fémorale: retard d'apparition du noyau ou aplatissement et fragmentation
Groupe II	Dommages de la physe latérale: épiphysiodèse latérale ; coxa vara
Groupe III	Dommages de la physe centrale: retard ou arrêt symétrique de la croissance du col fémoral, coxa vara fonctionnelle
Groupe IV	Dommages complets de la tête et du col fémoral / irrégularité et aplatissement de la tête fémorale, coxa magna

Tableau 3 : Classification de Bucholz et Ogden : nécrose avasculaire

Type I	Fragmentation temporaire du noyau ou retard d'apparition de ce noyau. A maturité : raccourcissement modéré du col fémoral, coxa magna modérée
Type II	Atteinte localisée de la portion latérale de la physe, l'épiphyse et la métaphyse. A maturité : col court, coxa valga, défaut de couverture externe
Type III	Atteinte globale de la physe, la métaphyse et l'épiphyse. A maturité : non congruence, tête aplatie et déformée
Type IV	Atteinte de la zone médiale de la métaphyse et l'épiphyse A maturité : coxa magna majeure et coxa breva

Tableau 4 : résultats suivant la classification de Severin

	Nombre de hanches (%)	
Severin I	64 (88.9)	**95.8%**
Severin II	5 (6.9)	
Severin III	1 (1.4)	
Severin IV	2 (2.8)	
Severin V	0	
Severin VI	0	

Tableau 5 : résultats selon la classification de Severin en fonction de l'age

	Nombre de hanches (%)					
	I	II	III	IV	V	VI
Avant l'âge de 3 ans	**62** (96.9)	**1** (1.5)	0	1 (1.5)	0	0
Après l'âge de 3 ans	2 (25)	4 (50)	1 (12.5)	1 (12.5)	0	0
p	< 0.05					

Tableau 6 : revue de littérature

		Etude	Severin I – II (%)	AVN (%)
Réd. Orth.	Pas de traction	Ponseti et Frigerio	74	12.7
		Blokey	53	12
	Avec traction et réduction extemporanée	Williamson *et al.*	55	?
		Zionts and MacEwen	82	5.8
		Rengeval *et al.*	60	5
		Malvitz and Weinstein	46	60
		Schoenecker *et al.*	?	3.8
		Daoud and Saighi	80	10
		Angliss *et al.*	36	72
	Avec traction et réduction progressive	Morel	85,4	0
		Notre étude	95,8	1,4
Réd. Chir. .		Salter and Dubosc	93,6	5,7
		Somerville	83	?
		Gibson and Benson	46.5	5.4
		Berkeley *et al.*	92	2
		Williamson *et al.*	36	?
		Galpin *et al.*	73	4,5
		Haidar *et al.*	83.8	8.1
		Morcuende *et al.*	70	51
		Olney *et al.*	100	5.5
		Huang and Wang	96.8	6.2
		Angliss *et al.*	20	88

AVN : ostéochondrite post-réductionnelle

Figure 1 : Echec de réduction fermée- Ostéochondrite

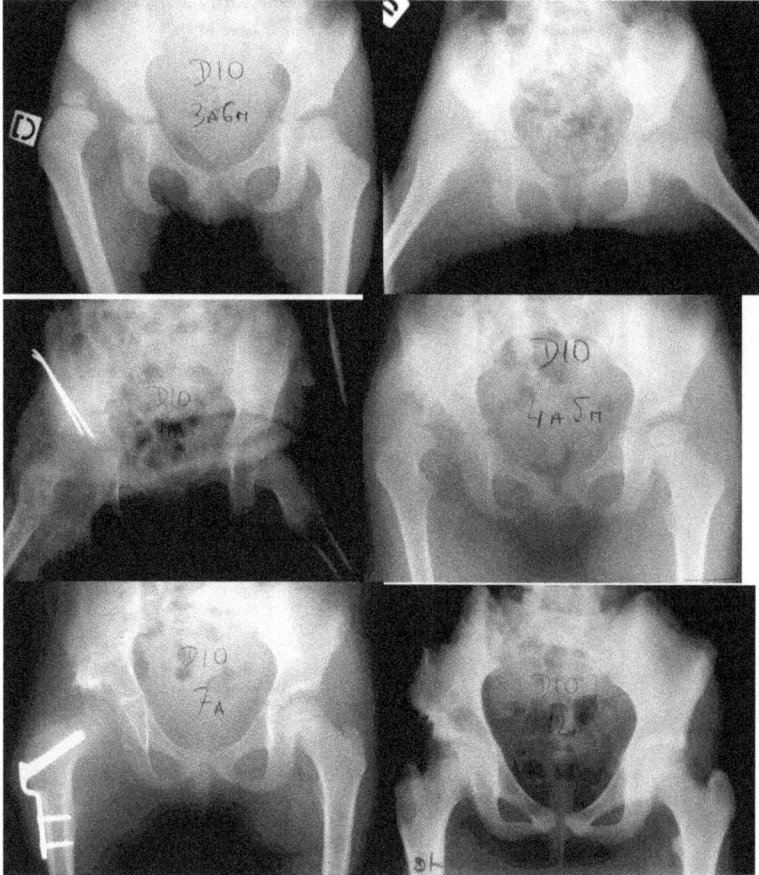

Radiographie initiale
Après la traction, avant le premier plâtre
Après l'ostéotomie pelvienne
Reluxation
Réduction chirurgicale + ostéotomie pelvienne + ostéotomie fémorale
Recul final

Figure 2 : excellent résultat

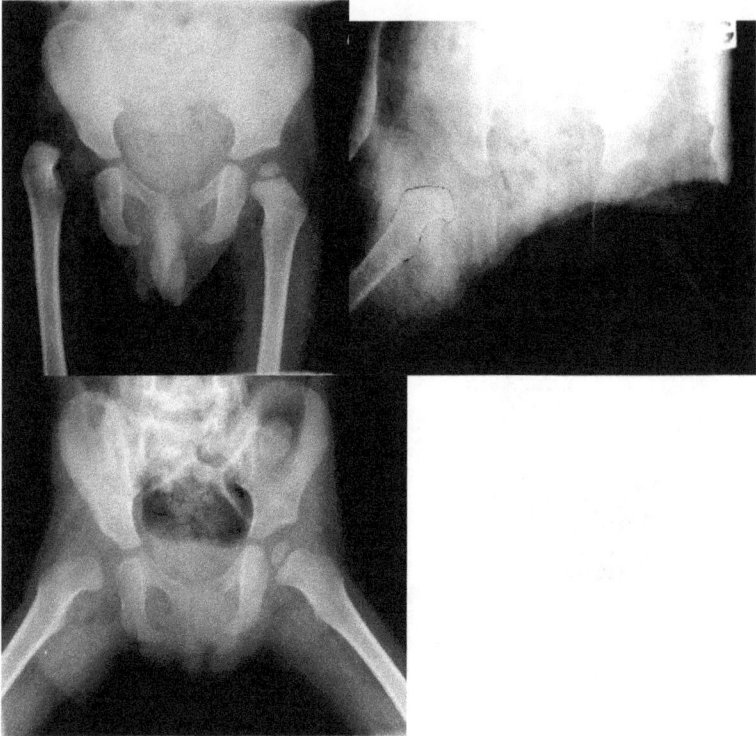

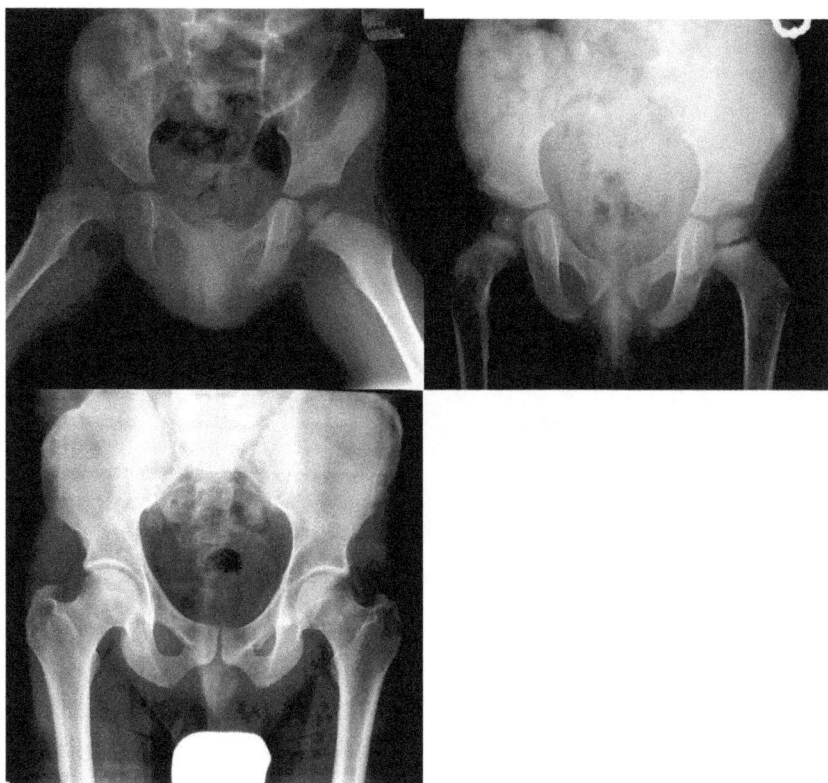

Radiographie initiale
Dans le premier plâtre
Entre les deux plâtres
Avant l'ostéotomie pelvienne
Après l'ostéotomie pelvienne
Recul final : 30 ans de recul

Figure 3 : Severin IV au recul final

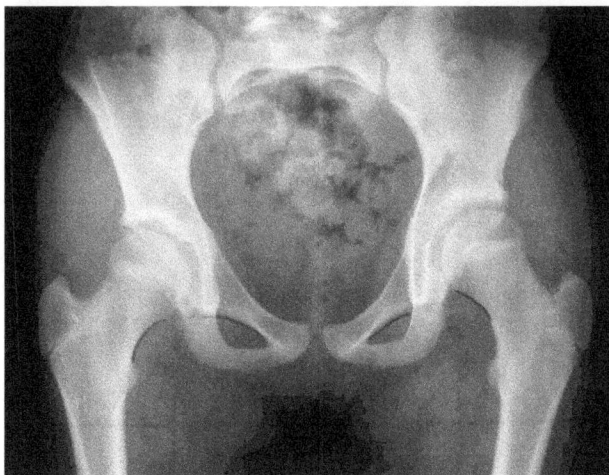

BIBLIOGRAPHIE

1. **Yngve D, Gross R.** Late diagnosis of hip dislocation in infants. *J Pediatr Orthop* 1990;10: 777-9.

2. **Vallamshetla VR, Mughal E, O'Hara JN.** Congenital dislocation of the hip. A pre-appraisal of the upper age limit. *J Bone Joint Surg [Br]* 2006 ;88-B:1076–81.

3. **Somerville EW, Scott JC.** The direct approach to congenital dislocation of the hip. *J Bone Joint Surg [Br]* 1957;39-B:623-40.

4. **Petit P, Queneau P, Borde J.** Treatment of congenital luxations and subluxations of the hip in early childhood. *Rev Chir Orthop* 1962;48:148-186.

5. **Rengeval JP, Normand X, Laidi A, Queneau P, Seringe R.** Congenital dislocation of the hip treated by the Somerville technique at the age of walking. A long terme review. *Rev Chir Orthop* 1980;66:83-93.

6 **Salter RB, Dubos JP.** The first fifteen's years personal experience with innominate osteotomy in the treatment of congenital dislocation and subluxation of the hip. *Clin Orthop* 1974; 98:72–103.

7. **Morel G.** The treatment of congenital dislocation and subluxation of the hip in the older child. *Act Orthop Scand* 1975;46:364–99.

8. **Severin E.** Congenital dislocation of the hip.Development of the joint after closed reduction. *J Bone Joint Surg [Am]* 1950;32-A:507-531.

9. **Gibson PH, Benson MKD.** Congenital dislocation of the hip. *J Bone Joint Surg [Br]* 1982;64-B:169-175.

10. Severin E. Contribution to knowledge of congenital dislocation of hip joint: late results of closed reduction and arthrographic studies of recent cases. *Acta Chir Scan* 1941;84(suppl 63):1-142.

11. Kalamchi A, MacEwen GD. Avascular necrosis following treatment of congenital dislocation of the hip. *J Bone Joint Surg [Am]* 1980;62-A:876-888.

12. Bucholz RW, Ogden JA. Pattern of ischemic necrosis of the proximal femur in nonoperatively treated congenital hip disease. In : The hip : Proceedings of the sixth open scientific meeting of the hip Society. St Louis : CV Mosby; 1978 : 43 - 63.

13. Ponseti IV, Frigerio ER. Results of treatment of congenital dislocation of the hip. *J Bone Joint Surg [Am]* 1959;41:823-46

14. Blockey NJ. Derotation osteotomy in the management of congenital hip dislocation. *J Bone Joint Surg [Br]* 1984;66:485–90

15. Williamson DM, Glover SD, Benson MKD. Congenital dislocation of the hip presenting after the age of three years. *J Bone Joint Surg [Br]* 1989;71-B:745-751.

16. Zionts LE, MacEwen GD. Treatment of congenital dislocation of the hip in children between the ages of one and three years. *J Bone Joint Surg [Am]* 1986;68-A:829-846.

17. Malvitz TA, Weinstein SL. Closed reduction for congenital dysplasia of the hip. *J Bone Joint Surg [Am]* 1994;76-A:1777-92.

18. **Schoenecker P, Dollard P, Sheridan J, Strecker W.** Closed reduction of developmental dislocation of the hip in children older than 18 months. *J Pediatr Orthop* 1995;15:763-67.

19. **Daoud A, Saighi-Bououina A.** Congenital dislocation of the hip in the older child. *J Bone Joint Surg [Am]* 1996;78-A:30-40.

20. **Angliss R, Fujii G, Pickvance E, Wainwright AM and Benson MKD.** Surgical treatment of late developmental displacement of the hip. *J Bone Joint Surg [Br]* 2005;87-B:384-394.

21. **Berkeley ME, Dickson JH, Cain TE, Donovan MM.** Surgical therapy for congenital dislocation of the hip in patients who are twelve to thirty-six months old. *J Bone Joint Surg [Am]* 1984;66-A:412-420.

22. **Galpin RD, Roach JW, Wenger DR, Herring JA, Birch JG.** One-stage treatment of congenital dislocation of the hip in older children, including femoral shortening. *J Bone Joint Surg [Am]* 1989;71-A:734-41.

23. **Haidar R, Jones R, Vergroesen D, Evans G.** Simultaneous open reduction and Salter innominate osteotomy for developmental dysplasia of the hip. *J Bone Joint Surg [Br]* 1996; 78-B:471-476.

24. **Morcuende J, Meyer M, Dolan L, Weinstein S.** Long-term outcome after open reduction through an anteromedial approach for congenital dislocation of the hip. *J Bone Joint Surg [Am]* 1997;79-A:810-17.

25. **Olney B, Latz K, Asher M.** Treatment of hip dysplasia in older children with a combined one-stage procedure. *Clin Orthop* 1998;347:215-223.

26. **Huang SC, Wang JH.** A comparative study of nonoperative versus operative treatment of developmental dysplasia of the hip in patients of walking age. *J Pediatr Orthop* 1997;17:181-188.

27. **Lindstrom JR, Ponseti IV, Wenger DR.** Acetabular development after reduction in congenital dislocation of the hip. *J Bone Joint Surg [Am]* 1979;61-A:112–118.

28. **Wicart P, Ghanem I, Seringe R.** Open reduction after failure of conservative treatment for congenital dislocation of the hip initiated before the age of six months. *Rev Chir Orthop* 2003;89:115–124.

29. **Cherney DL, Wilbur Westin G.** Acetabular development in the infant's dislocated hips. *Clin Orthop* 1989;242:98-103.

30. **Morin C, Rabay G, Morel G.** Retrospective review at skeletal maturity of the factors affecting the efficacy of Salter's innominate osteotomy in congenital dislocated, subluxed, and dysplastic hips. *J Pediatr Orthop* 1998;18:246-53.

31. **Grudziak JS, Ward WT.** Dega osteotomy for the treatment of congenital dysplasia of the hip. *J Bone Joint Surg [Am]* 2001;83-A:845-854.

32. **Robert H, Seringe R.** Growth disorders of the upper end of the femur following treatment of congenital hip luxation. *Rev Chir Orthop Reparatrice Appar Mot* 1982;68:425–439.

33. Kershaw CJ, Ware HE, Pattinson R, Fixsen JA. Revision of failed open reduction of congenital dislocation of the hip. *J Bone Joint Surg [Br]* 1993;75-B: 744-749.

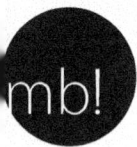

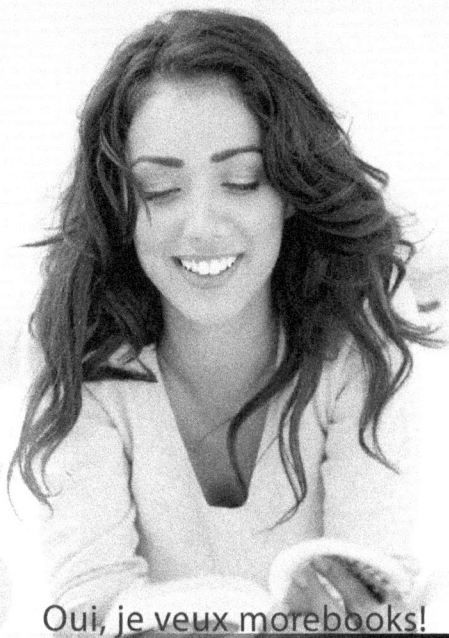

www.ingramcontent.com/pod-product-compliance
Lightning Source LLC
Chambersburg PA
CBHW021608210326
41599CB00010B/662